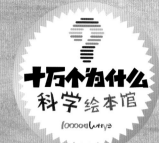
十万个为什么
科学绘本馆
10000WHYS

中国工程院院士　　曾溢滔
上海交通大学特聘教授　曾凡一　　主　编

夜晚的奇妙世界

人为什么会做梦？

袁应萍 文　许玉安 图　岑建强 审读

少年儿童出版社

让孩子在艺术中欣赏世界，在科学中理解世界
——《十万个为什么·科学绘本馆》主编寄语

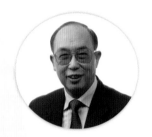

曾溢滔 院士

遗传学家，上海交通大学讲席教授，上海医学遗传研究所首任所长，1994年当选为首批中国工程院院士。长期致力于人类遗传疾病的防治以及分子胚胎学的基础研究和应用研究，我国基因诊断研究和胚胎工程技术的主要开拓者之一。《十万个为什么（第六版）》生命分卷主编。

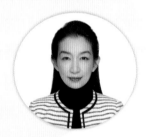

曾凡一 教授

医学遗传学家，上海交通大学特聘教授，上海交通大学医学遗传研究所所长。国家重大研究计划项目首席科学家，教育部长江学者特聘教授，国家杰青。主要从事医学遗传学和干细胞以及哺乳动物胚胎工程的交叉学科研究。《十万个为什么（第六版）》生命分卷副主编，编译《诺贝尔奖与生命科学》《转化医学的艺术——拉斯克医学奖及获奖者感言》等，任上海市科普作家协会副理事长和上海市科学与艺术学会副理事长等社会职务。

《十万个为什么》在中国是家喻户晓的科普图书。1961年，第一版《十万个为什么》由少年儿童出版社出版发行，60余年间，出版了6个版本，成为影响数代新中国少年儿童成长的经典科普读物，被《人民日报》誉为"共和国明天的一块科学基石"，为我国科普事业做出了重大贡献。如何将经典《十万个为什么》图书产品向低龄读者延伸，让这一品牌惠及更为广泛的人群，启发孩子好奇心，满足不同年龄层、不同知识储备的青少年儿童读者需求，成为这一经典品牌面临的机遇与挑战。

科学绘本兼具科学性与艺术性，这种图书形式能够将一些传统认为对儿童来说难以讲述、深奥的科学知识用图像这种形象化、更具吸引力的艺术形式呈现。科学绘本这一科学讲述形式对于少年儿童读者来说，具有极大的吸引力，使少年儿童读者乐意迈出亲近科学的第一步，并形成持续钻研科学的内驱力，在好奇心的驱动之下，他们有意愿阅读更多、更深入、更专业的书籍，在探索科学的道路上披荆斩棘。少年强则中国强，从小接受科学洗礼的孩子们，最终必将为我国的科学事业贡献出自己的力量。

《十万个为什么·科学绘本馆》在以下这些方面力图取得创新。

1. 构建绘本中的中国世界，宣传中国价值观，展现中国科技力量。

《十万个为什么·科学绘本馆》中所出现的场景、人物形象立足中国孩子的日常生活，不仅能够让中国儿童在阅读中身临其境、产生共鸣，也有助于中国儿童学习我国的核心价值观与民族文化，建立文化自信。

2. 学科体系来源于《十万个为什么（第六版）》的经典学科分类。

《十万个为什么·科学绘本馆》的学科体系为《十万个为什么（第六版）》18册图书的延续与拓展。可分为"发现万物中的科学（数学、物理、化学、建筑与交通、电子与信息、武器与国防、灾难与防护等领域）""冲向宇宙边缘（天文、航空航天等领域）""寻找生命的世界（动物、植物、微生物等领域）""翻开地球的编年史（古生物、能源、地球等领域）""周游人体城市（人体、生命、大脑与认知、医学等领域）"五大领域。

　　3.科学绘本故事与"十万个为什么"经典问答的新型融合，由浅到深进入科学，形成科学思维。

　　《十万个为什么·科学绘本馆》每册一个科学主题。先有逻辑分明的科学故事带领小读者初步了解主题、进入主题，后有逻辑清晰、科学层次分明的"为什么"启发小读者在此主题下发散思维，进一步探索和思考。

　　4.遇见——深化——热爱，借助艺术的力量让孩子爱上科学。

　　在内容架构方面采用树状结构，每册图书均由"科学故事""科学问答""科学艺术互动"三大板块构成。通过科学故事带领儿童了解某一领域的科学主题，并进入主题，对主题产生兴趣；通过科学问答对主题进行演绎，促发科学思维构建；通过《科学艺术互动手册》帮助孩子以动手动脑、艺术探索的方式进一步深化主题，突破传统绘本极限。

　　5.科学家、科普作家与插画家的碰撞与创新。

　　《十万个为什么·科学绘本馆》的创作团队采取了科学家、科普作家以及插画家的模式。绘本的文字部分由来自世界各地的优秀中青年科学家、科普作家担纲创作，插画部分由中国中青年插画家执笔完成，实现了科学严谨、艺术多元的创作理念。

　　《十万个为什么·科学绘本馆》以科学绘本这种形式，契合当代儿童读者的阅读偏好。以"科学故事""科学问答""科学艺术互动"三步走的架构，构建出对儿童进行科学教育和艺术教育的有效启蒙途径。以覆盖全科学的策划理念为儿童提供多学科学习和跨学科学习的阅读工具。

　　《十万个为什么·科学绘本馆》将借助数字化时代多样化的技术手段，突破传统图书范畴，以覆盖线上线下的科学绘本课、科学故事会、科学插画展等形式，为我国少年儿童科学普及探索符合时代潮流的新通路。将科学普及工作有效地面向更广阔的人群，特别是广大少年儿童，为实现全民科学素质的根本性提高，推动我国加快建设科技强国、实现高水平科技自立自强做出贡献。

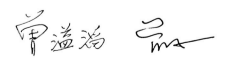

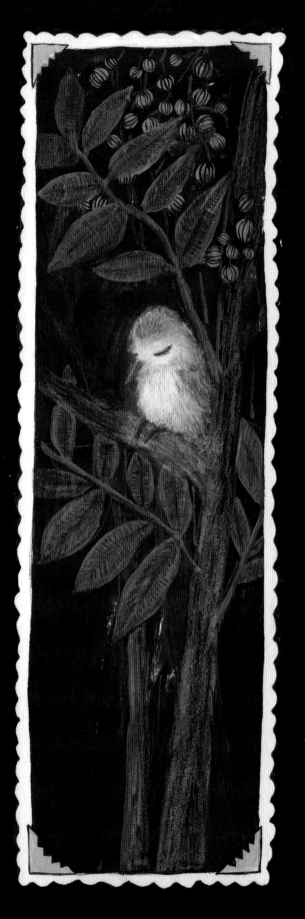
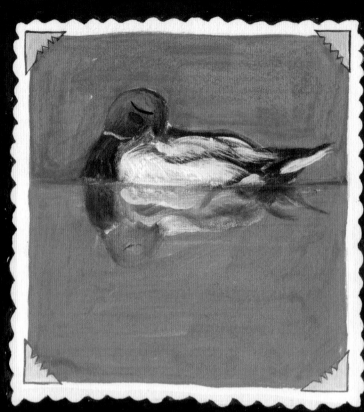
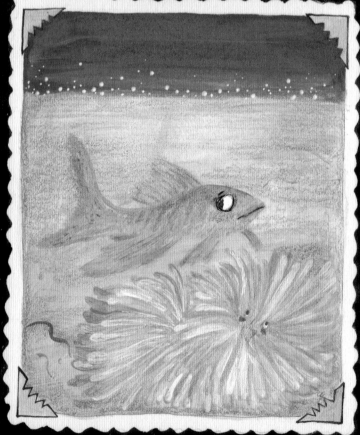

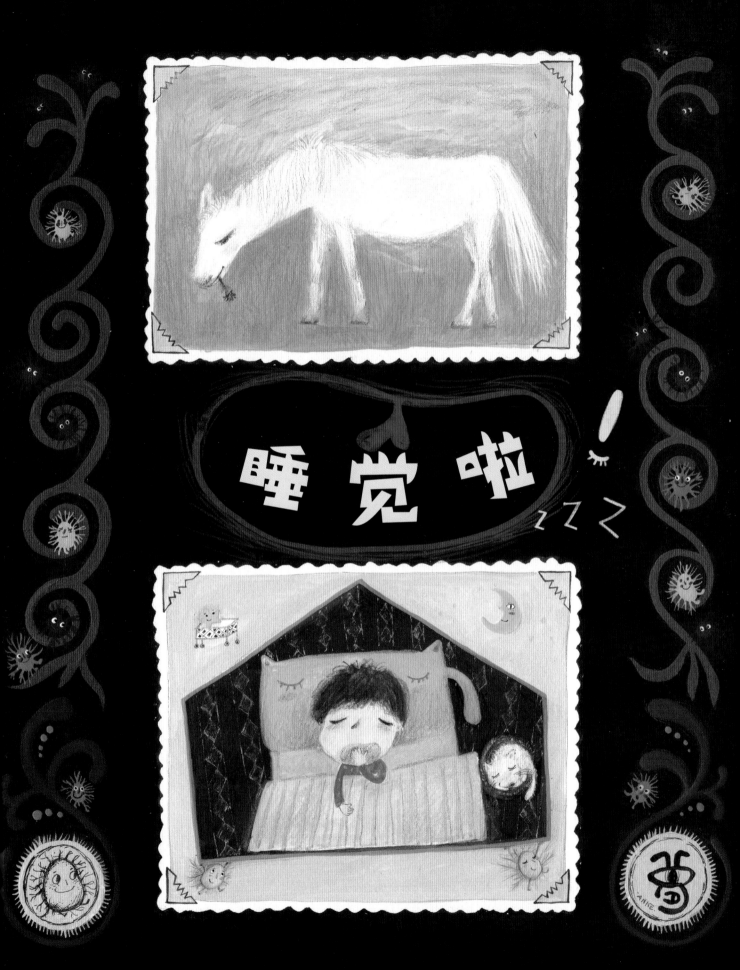

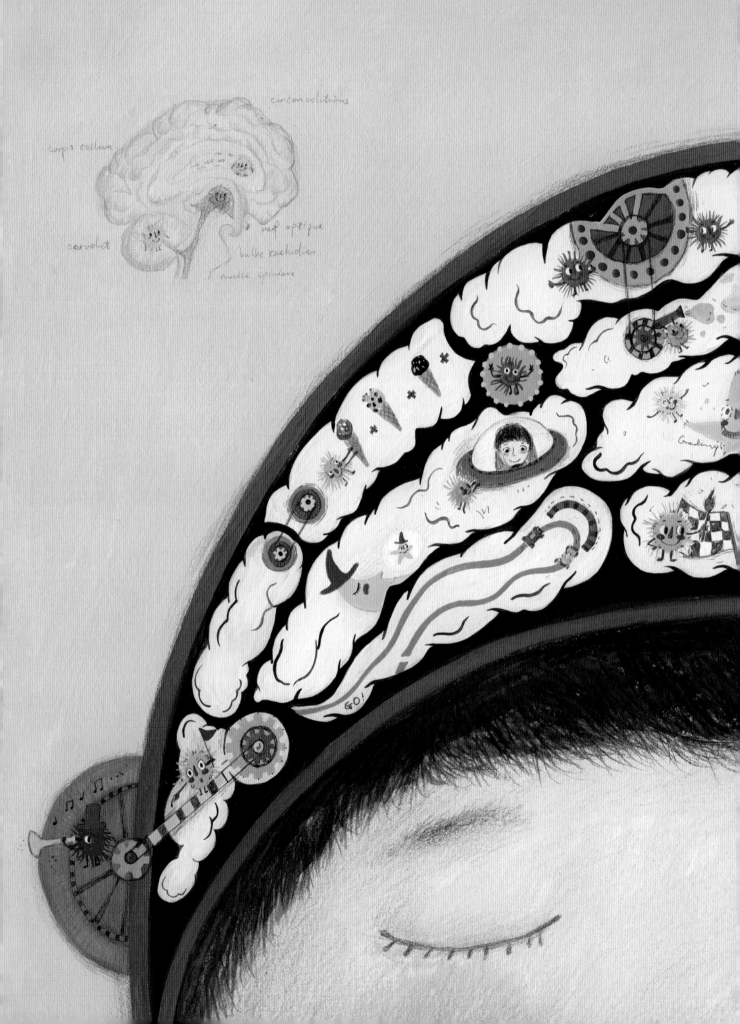

睡觉的时候，虽然你的身体停了下来，可大脑还忙得很，因为它还要造梦。

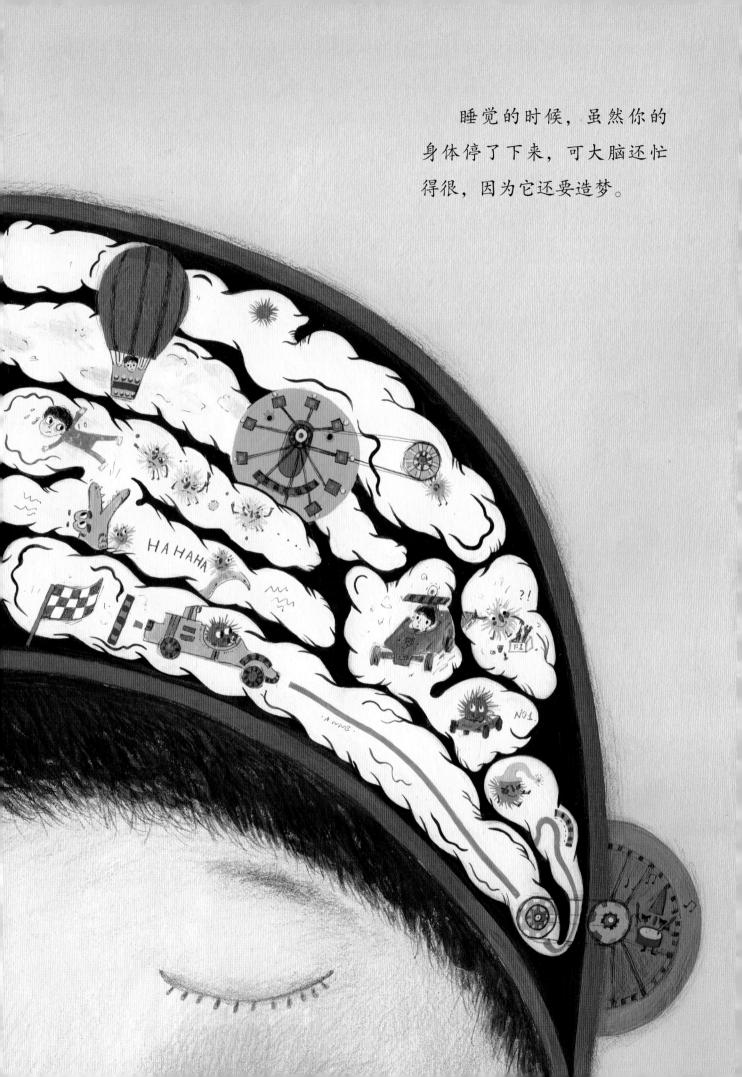

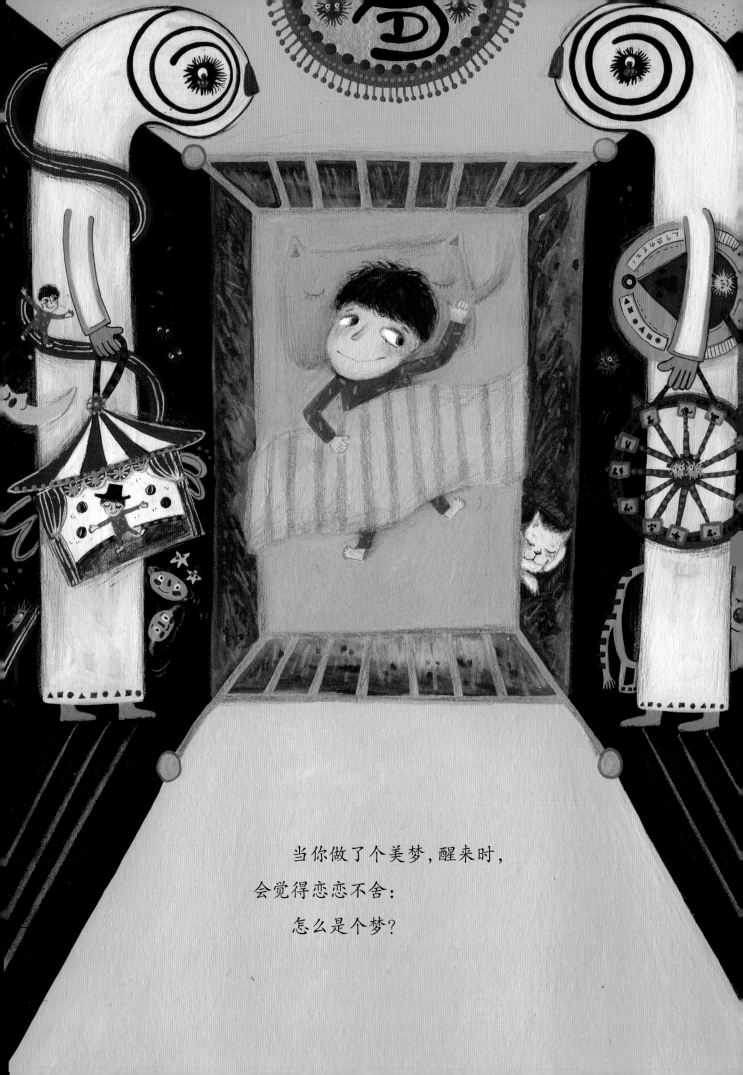

当你做了个美梦，醒来时，
会觉得恋恋不舍：
怎么是个梦？

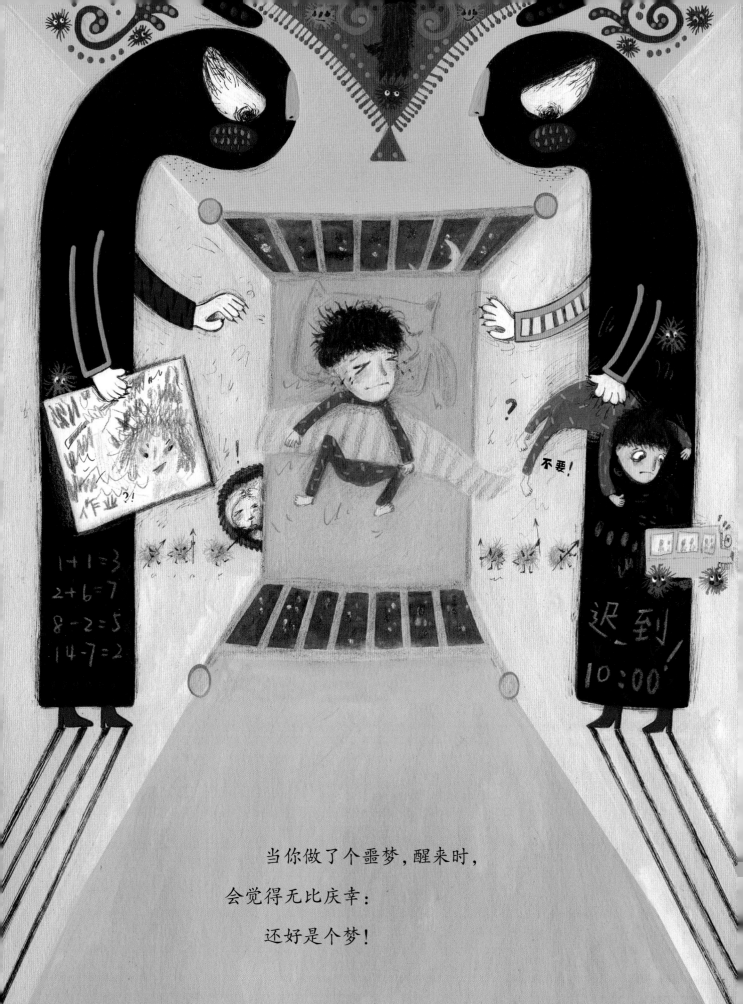

当你做了个噩梦，醒来时，

会觉得无比庆幸：

还好是个梦！

我不想做梦！

就算你这样想，也由不得你。

每个人，每天晚上，都要做 4 ~ 6
个梦，今晚还有好几个梦等着你呢。

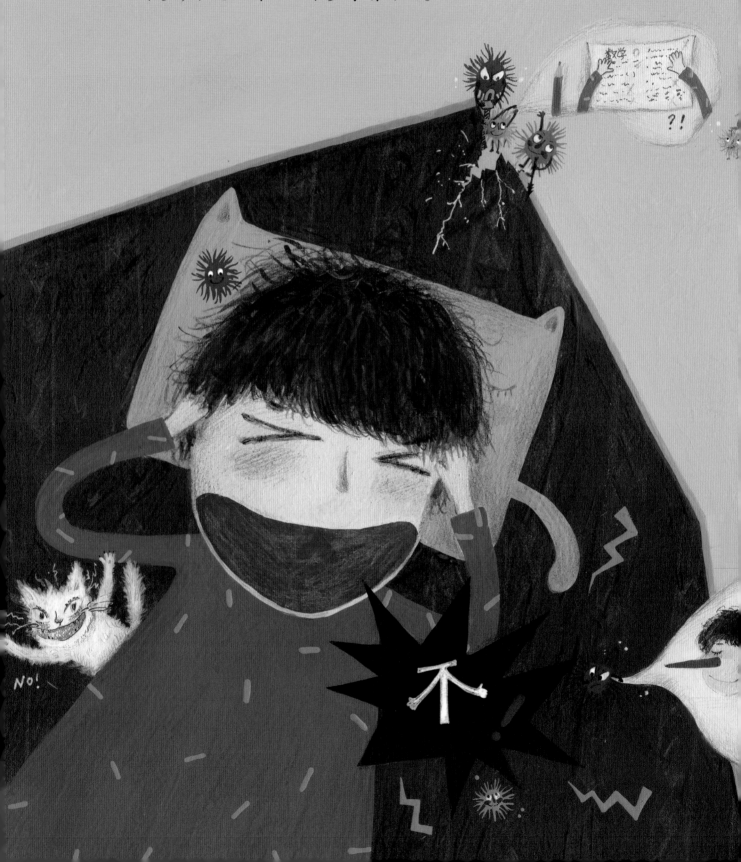

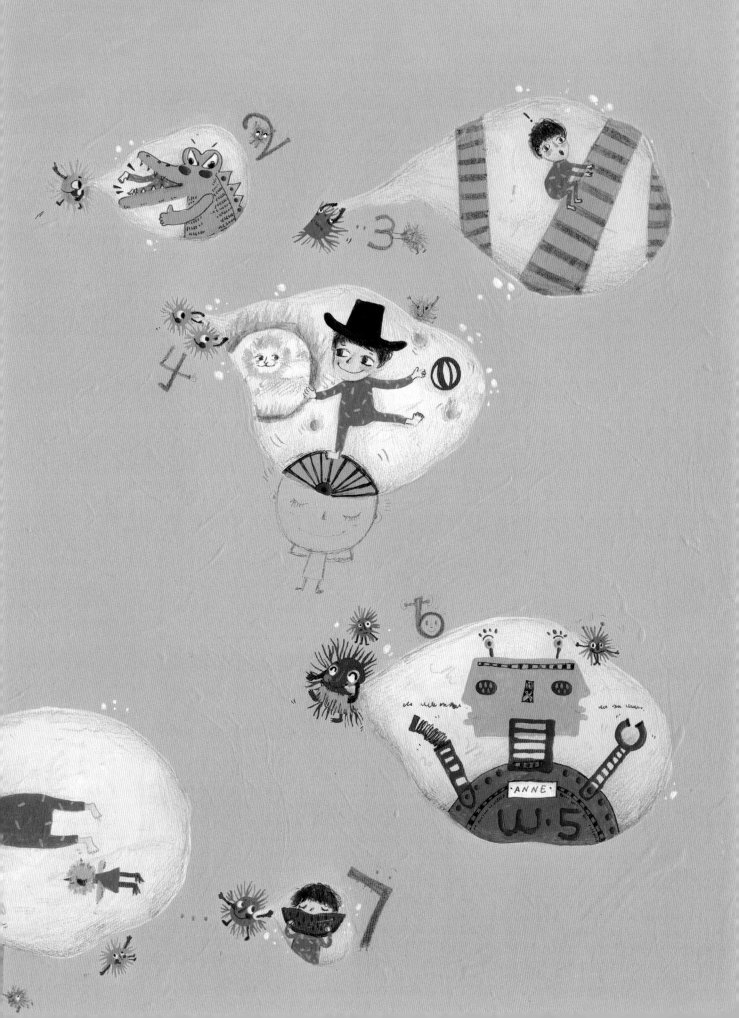

不过，明天你醒来时，可能只
记得一个梦，也就是你醒来时的
那个梦，其他的统统都忘记啦！

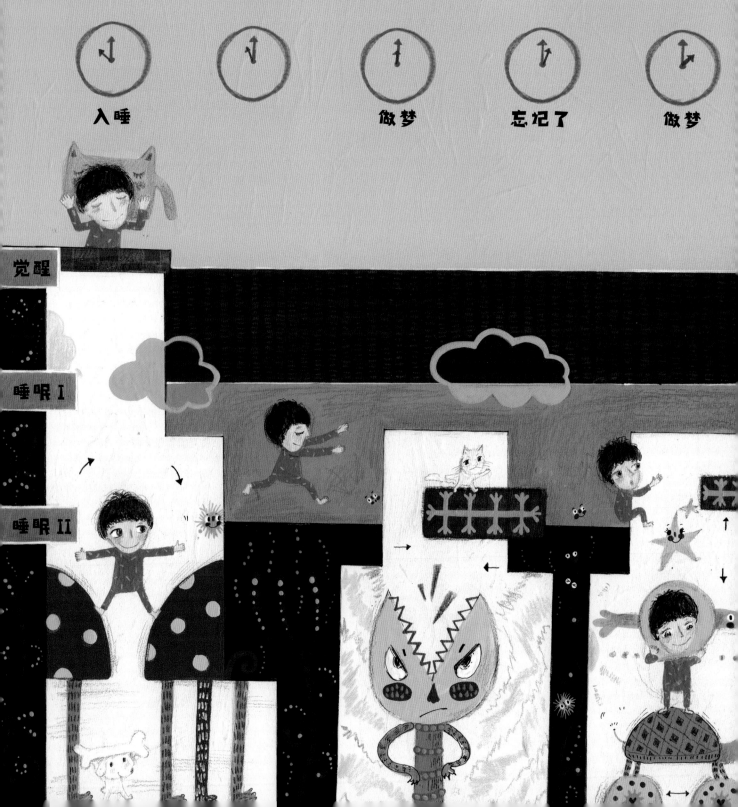

入睡　　　　　　　　　做梦　　　忘记了　　　做梦

觉醒

睡眠I

睡眠II

因为人睡觉的时候，浅睡和深
睡交替进行，这就是人的睡眠周
期曲线，只有浅睡（睡眠I）时做
的梦才可能被记住。

 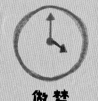 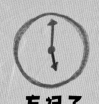 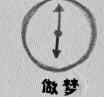

忘记了　　　做梦　　　忘记了　　　做梦　　　　　　记住了！

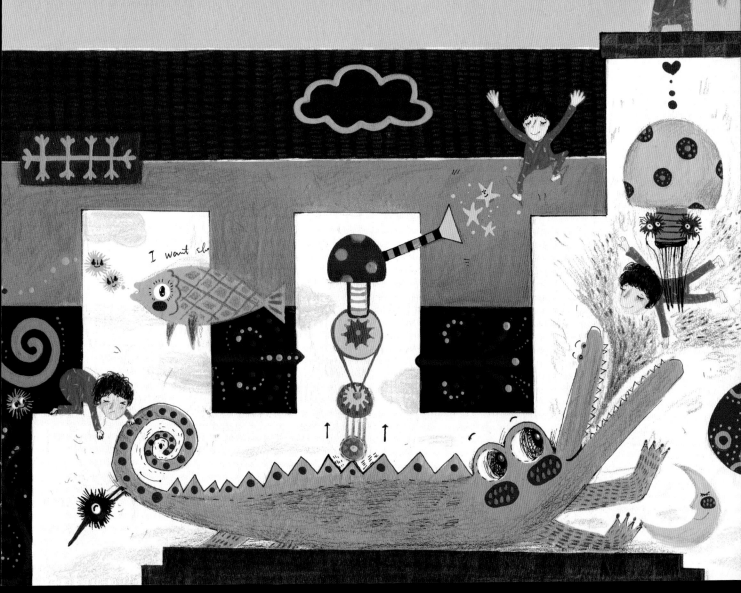

深睡时，你的呼吸均匀，心跳变慢，血压降低。如果这时候把你叫醒，你会觉得困乏无力。

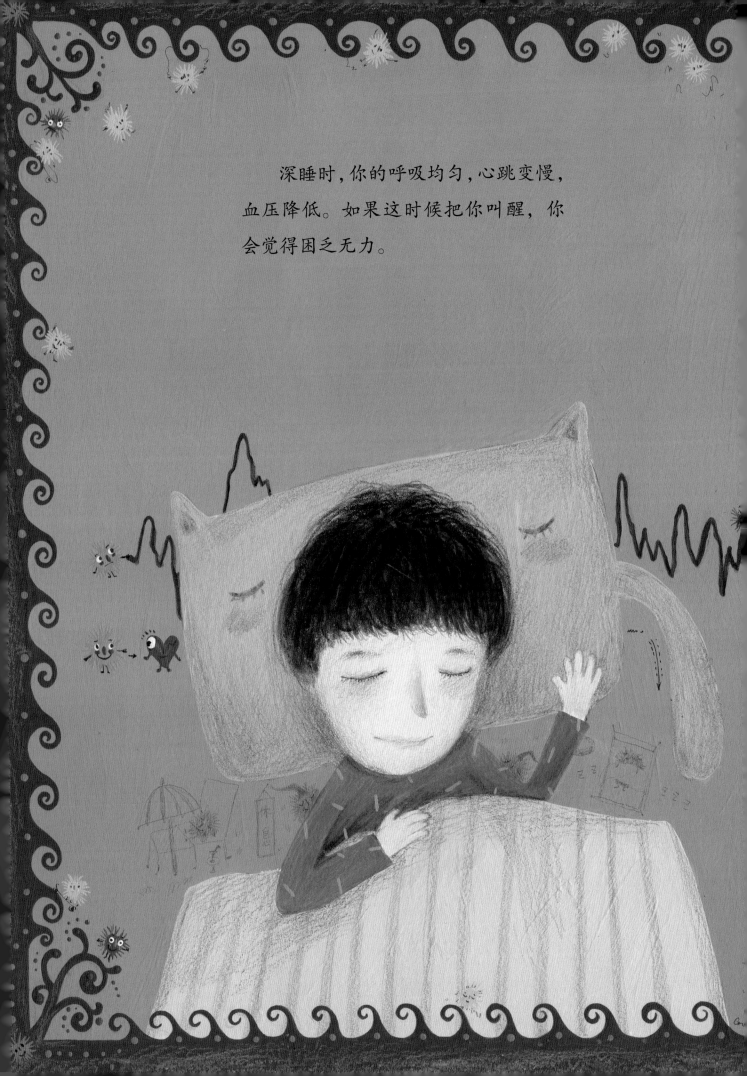

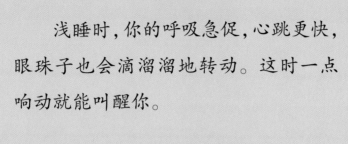

浅睡时，你的呼吸急促，心跳更快，
眼珠子也会滴溜溜地转动。这时一点
响动就能叫醒你。

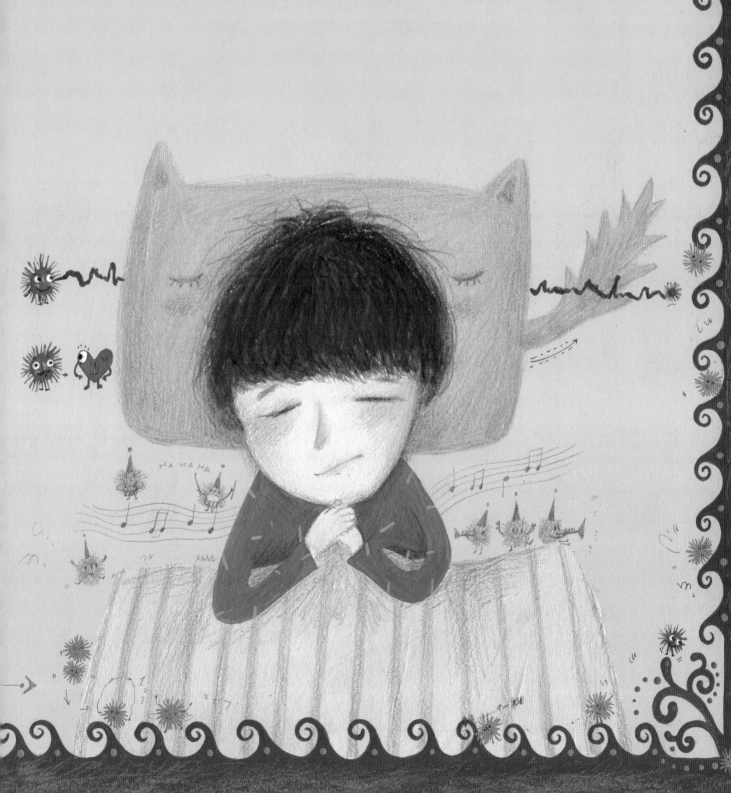

很多人坚信，自己做的梦是黑白的，但其实……

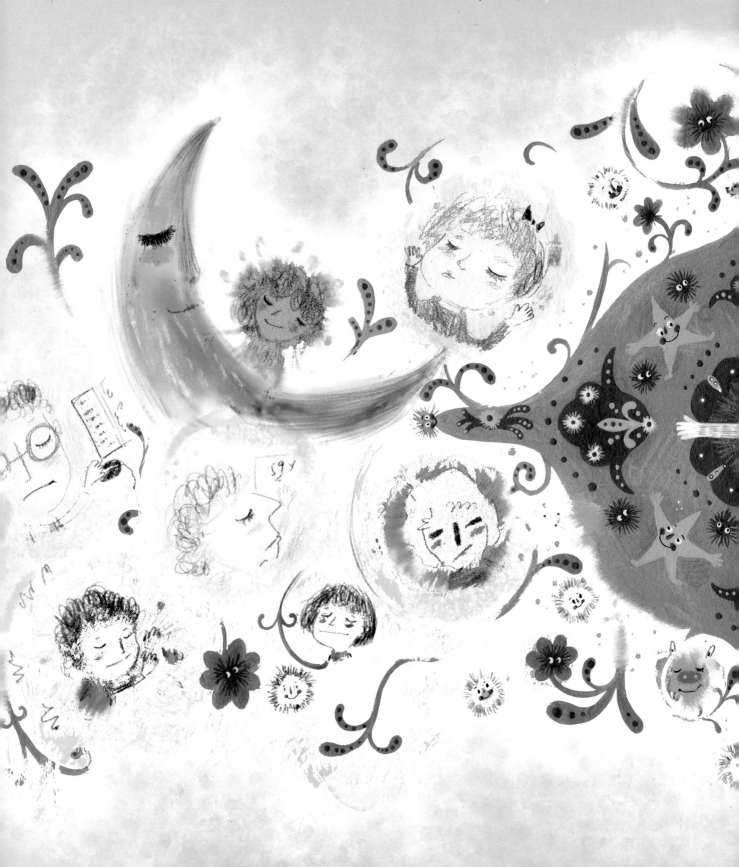

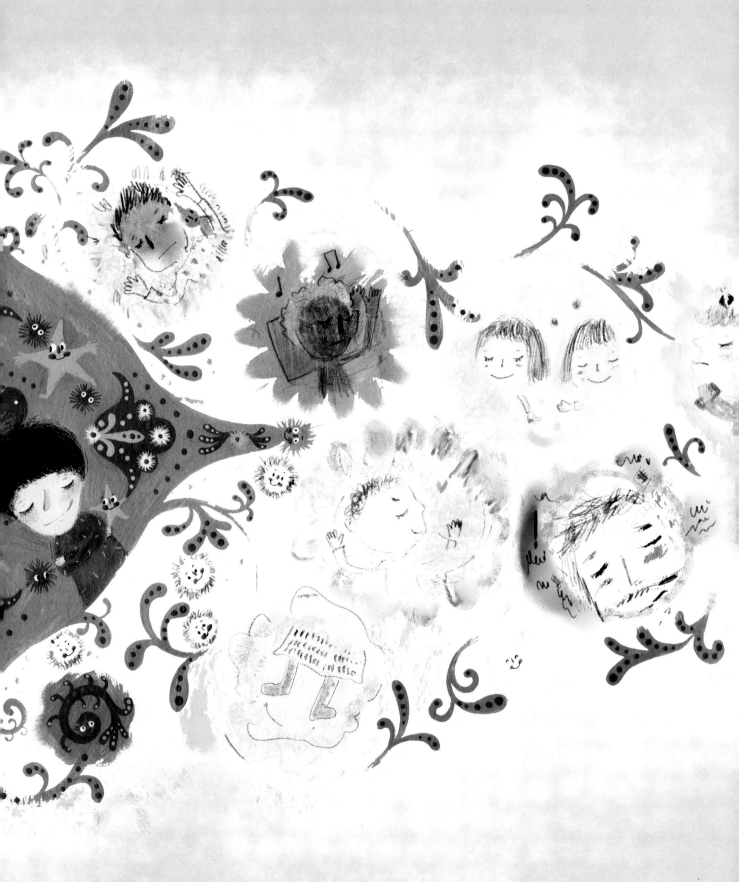

梦是彩色的！

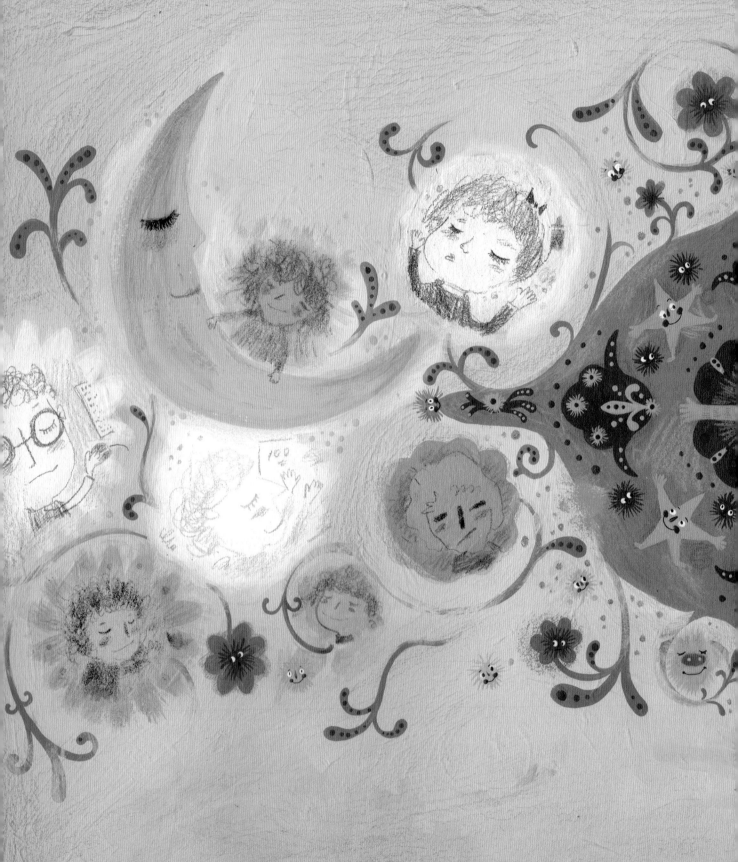

梦是彩色的！

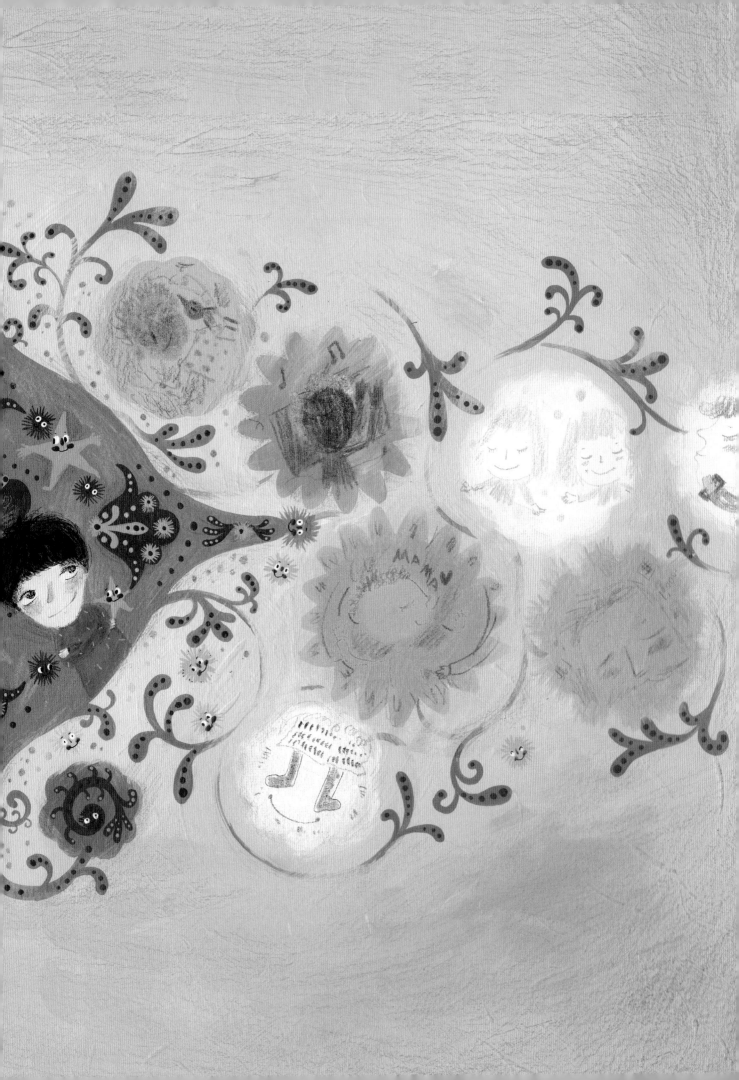

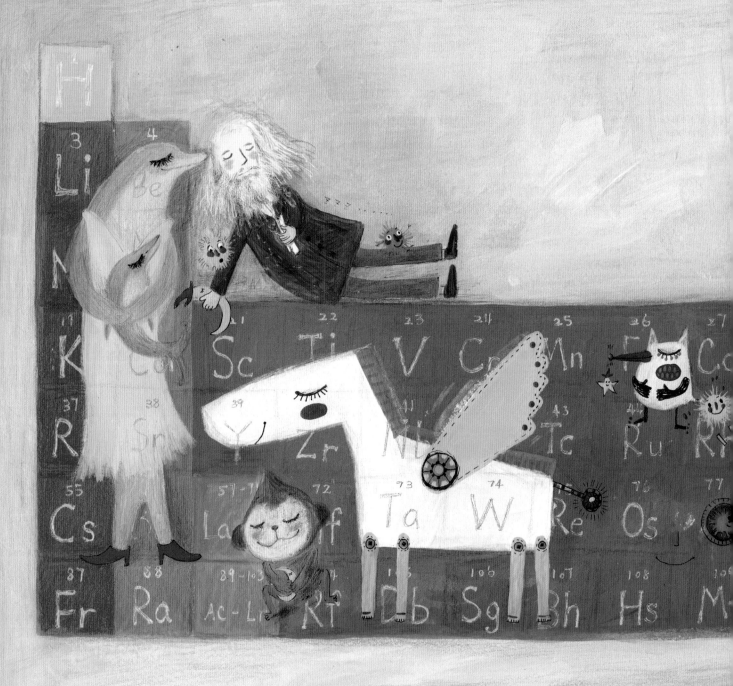

　　梦是灵感来源。俄国化学家门捷列夫就在梦中发现了
元素周期表。这是宇宙的密码，我们的身体、身边的物体，
还有地球上的万物，都由这张表上的元素组合而来。

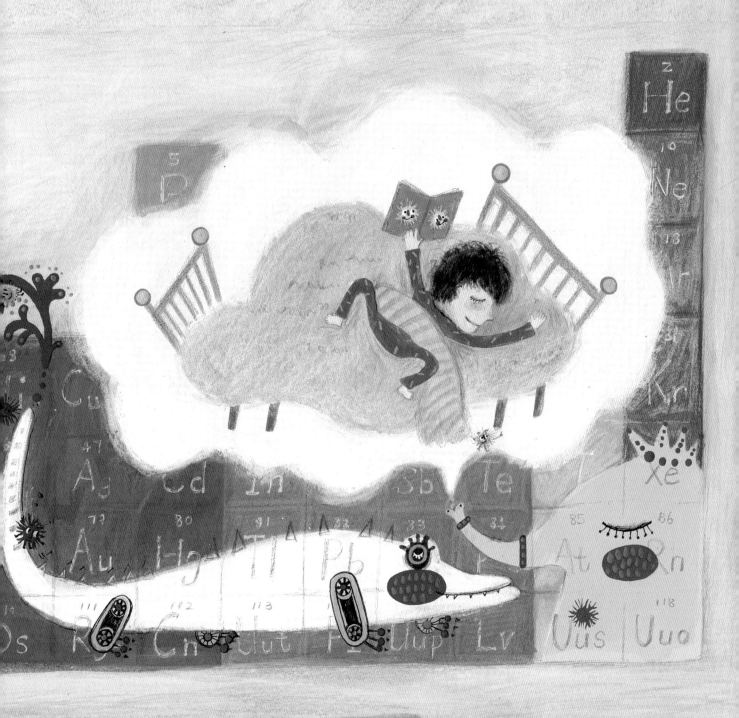

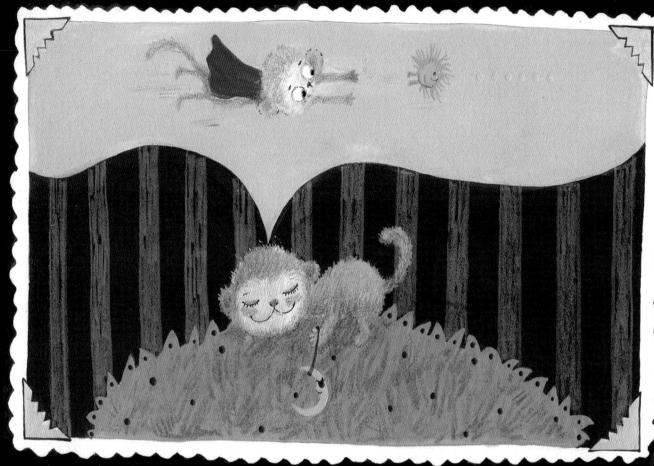

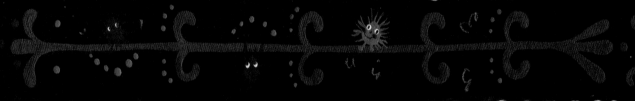

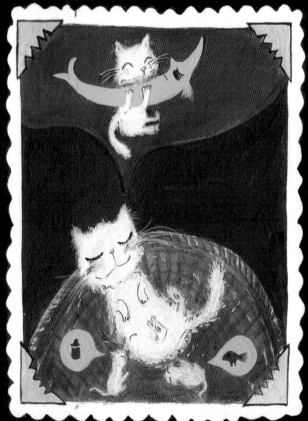

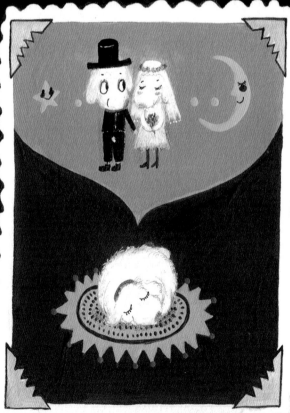

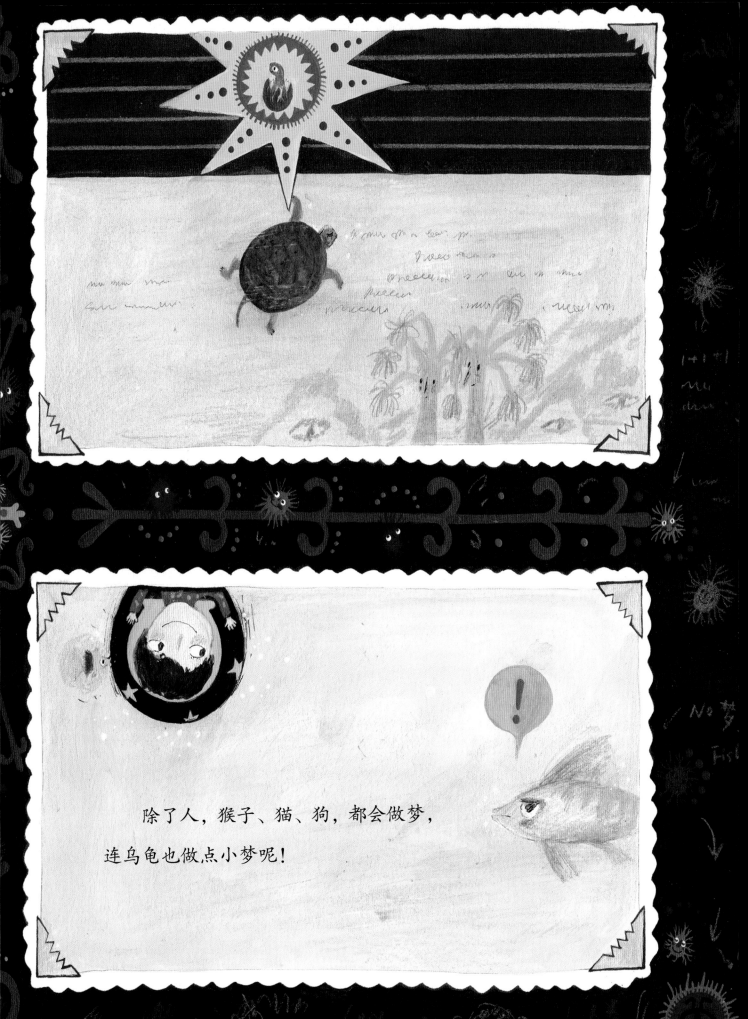

除了人，猴子、猫、狗，都会做梦，
连乌龟也做点小梦呢！

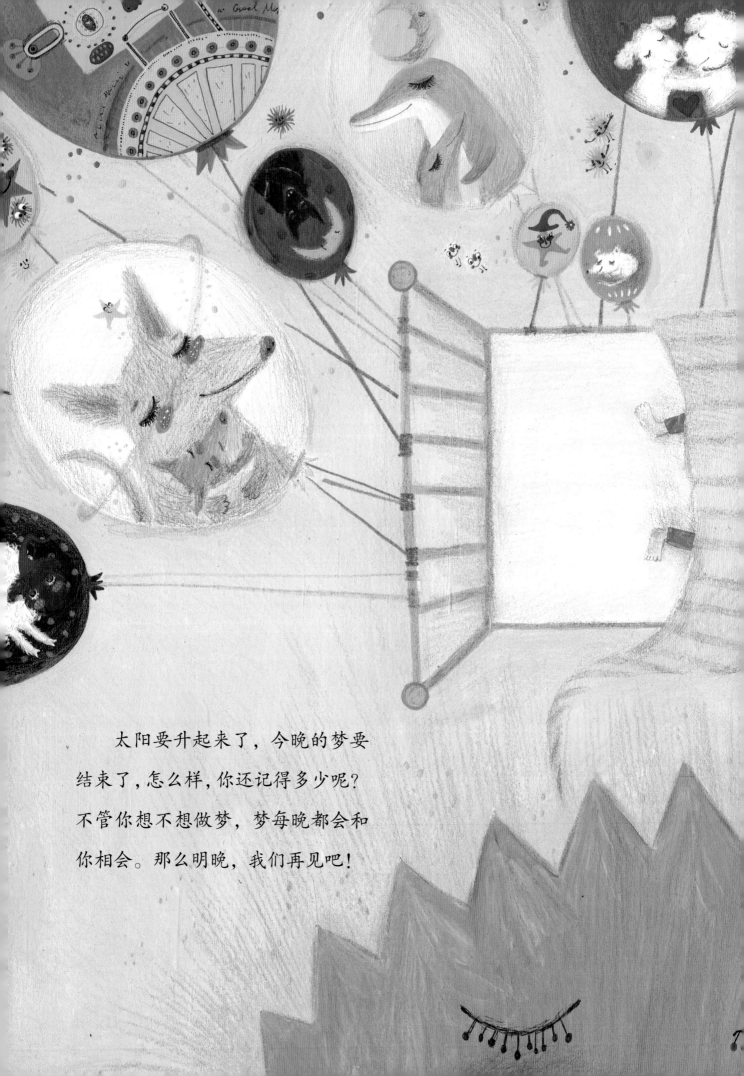

太阳要升起来了，今晚的梦要
结束了，怎么样，你还记得多少呢？
不管你想不想做梦，梦每晚都会和
你相会。那么明晚，我们再见吧！

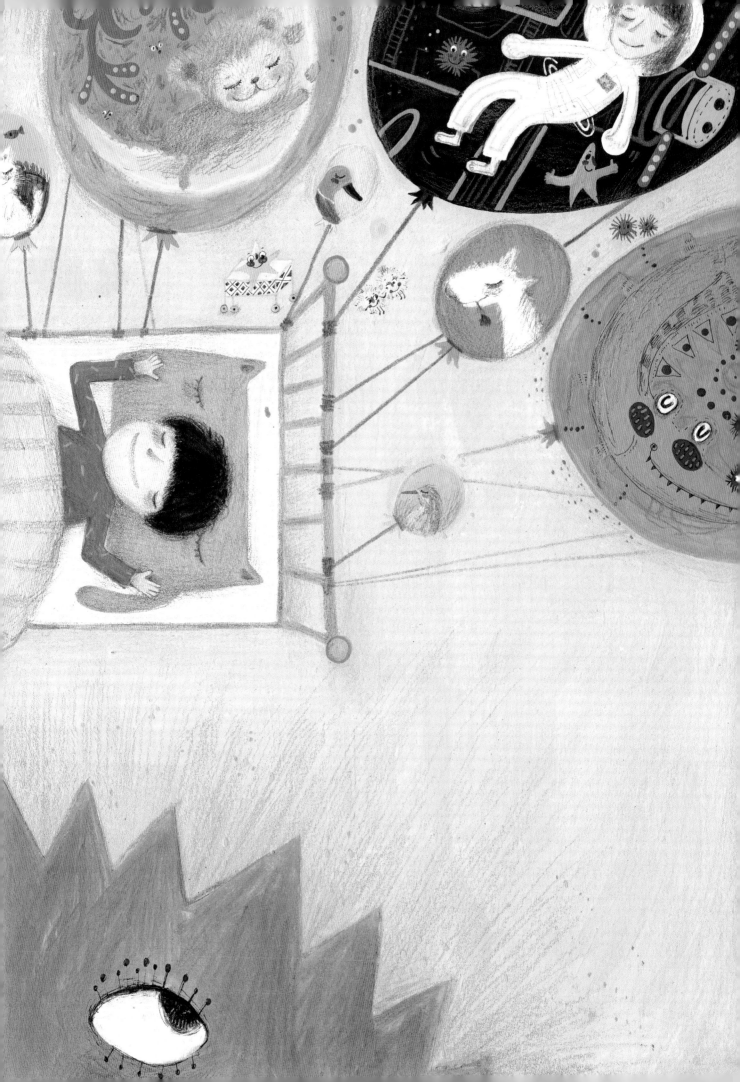

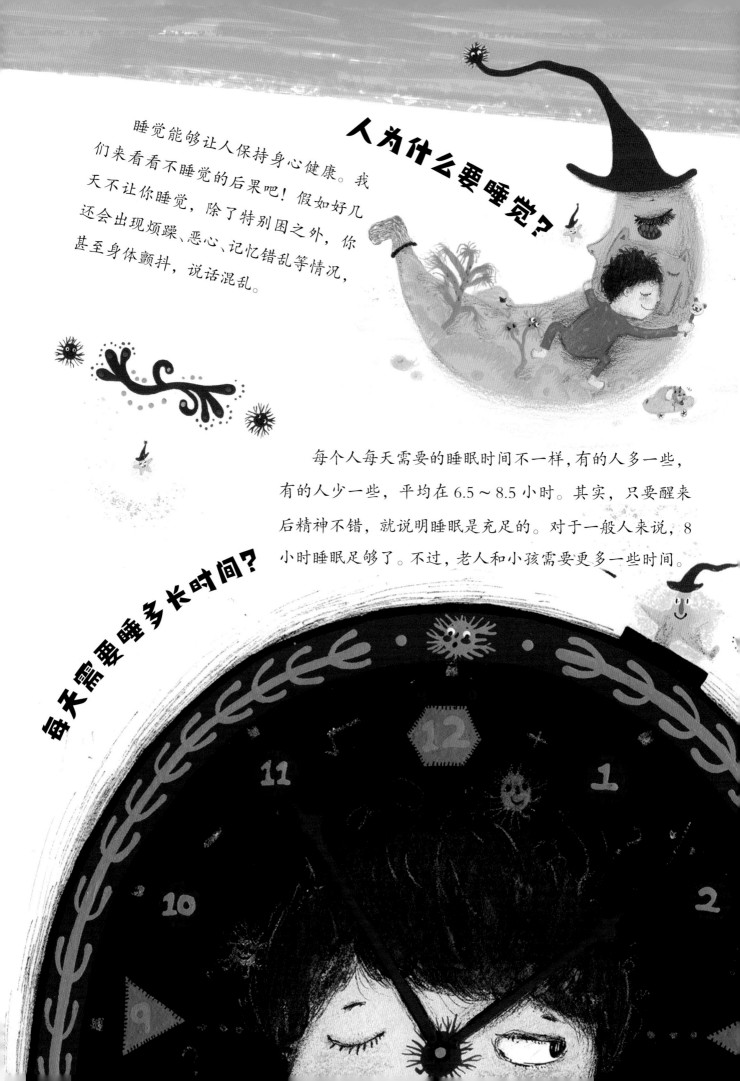

人为什么要睡觉?

睡觉能够让人保持身心健康。我们来看看不睡觉的后果吧!假如好几天不让你睡觉,除了特别困之外,你还会出现烦躁、恶心、记忆错乱等情况,甚至身体颤抖,说话混乱。

每天需要睡多长时间?

每个人每天需要的睡眠时间不一样,有的人多一些,有的人少一些,平均在 6.5～8.5 小时。其实,只要醒来后精神不错,就说明睡眠是充足的。对于一般人来说,8 小时睡眠足够了。不过,老人和小孩需要更多一些时间。

数数能帮助人入睡吗？

大脑皮层中的神经细胞忙活了一天后，慢慢地进入了休息状态，人也就进入了睡眠。但数数却要唤醒这些神经细胞，告诉它们"别休息，起来数数"。有的人数到一半忘记了，还要从头开始数。这样，神经细胞根本没法休息，人也就睡不着了。

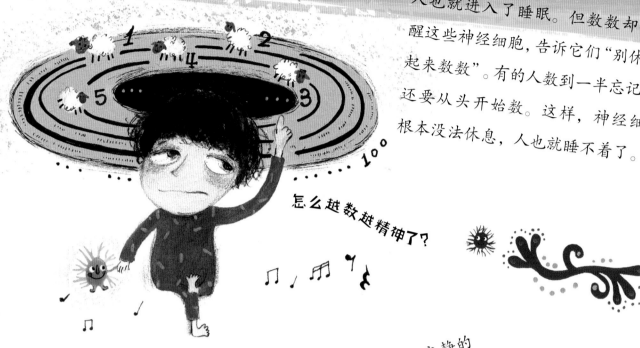

怎么越数越精神了？

不是的。周围太吵闹当然影响睡眠，但过于安静的环境，同样会让人睡不着。

这是因为过于安静时，平时完全听不见的心跳、脉搏，感觉不到的耳鸣、头晕，都会冒出来干扰你。在绝对安静的环境中，你甚至能听到血液在血管中流动的声音。这种时候，你还能入睡吗？

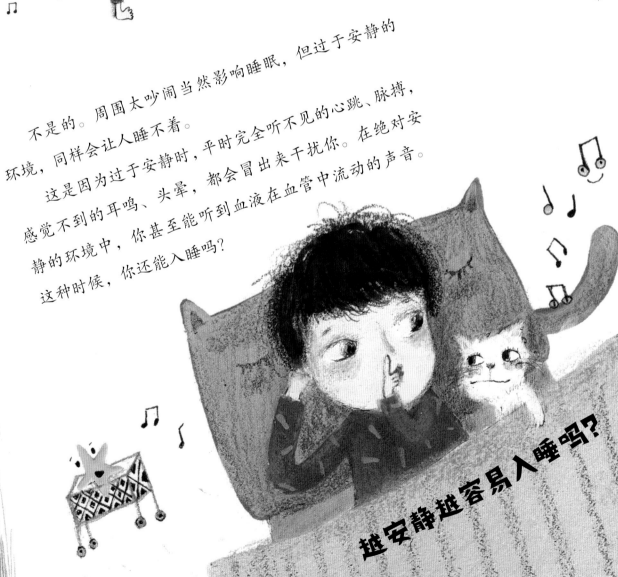

越安静越容易入睡吗？

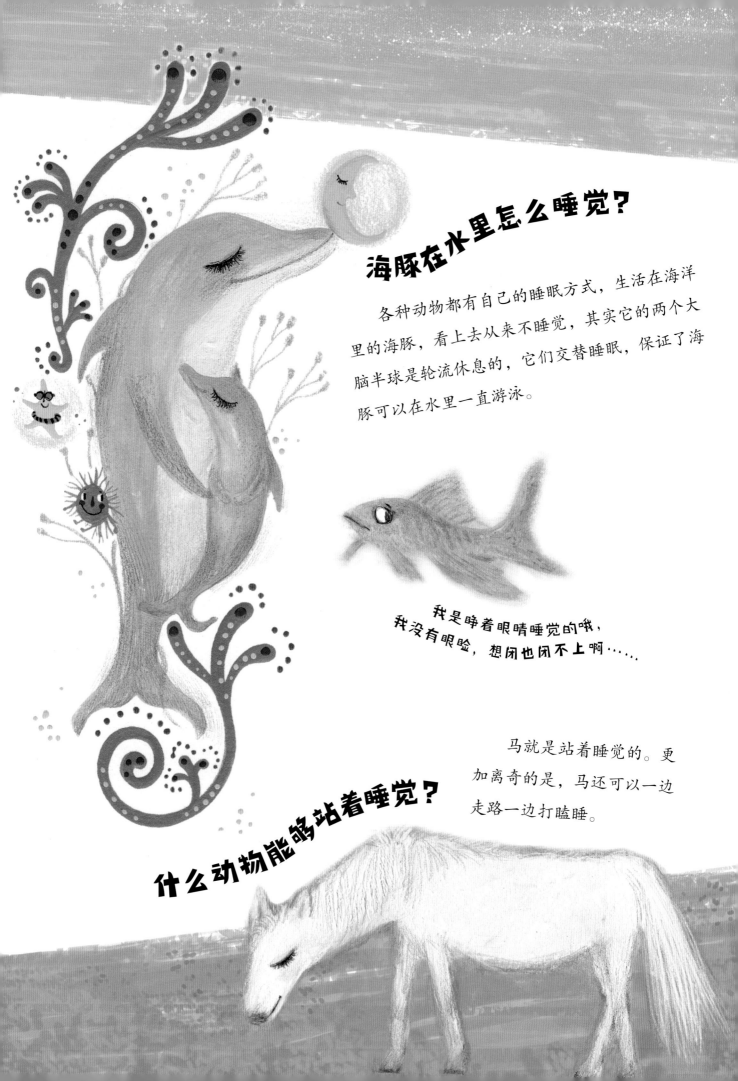

海豚在水里怎么睡觉？

各种动物都有自己的睡眠方式，生活在海洋里的海豚，看上去从来不睡觉，其实它的两个大脑半球是轮流休息的，它们交替睡眠，保证了海豚可以在水里一直游泳。

我是睁着眼睛睡觉的哦，
我没有眼睑，想闭也闭不上啊……

马就是站着睡觉的。更加离奇的是，马还可以一边走路一边打瞌睡。

什么动物能够站着睡觉？

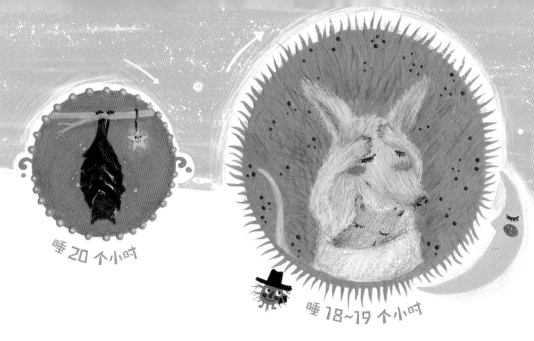

睡 20 个小时

睡 18~19 个小时

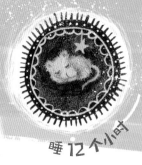

睡 12 个小时

哺乳动物里，谁最爱睡觉?

蝙蝠。就是那些倒挂在山洞里睡觉、唯一能飞行的哺乳动物。蝙蝠每天大概要睡 20 个小时，排在它后面的是袋鼠，每天要睡 18~19 个小时，老鼠每天的睡眠时间大约为 12 个小时。大型哺乳动物的睡眠时间比较少，比如马，每天仅睡 3 小时。

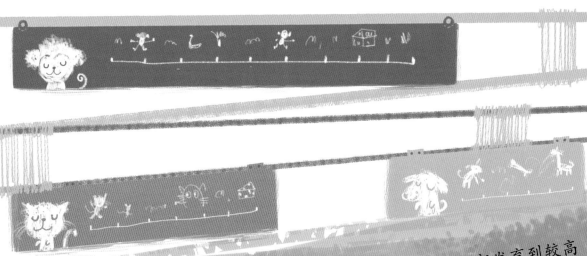

动物会做梦吗?

当然会。不过，只有脑部发育到较高程度的动物才会做梦。在哺乳动物中，猴子的梦应该最长，狗和猫相对要短一些。

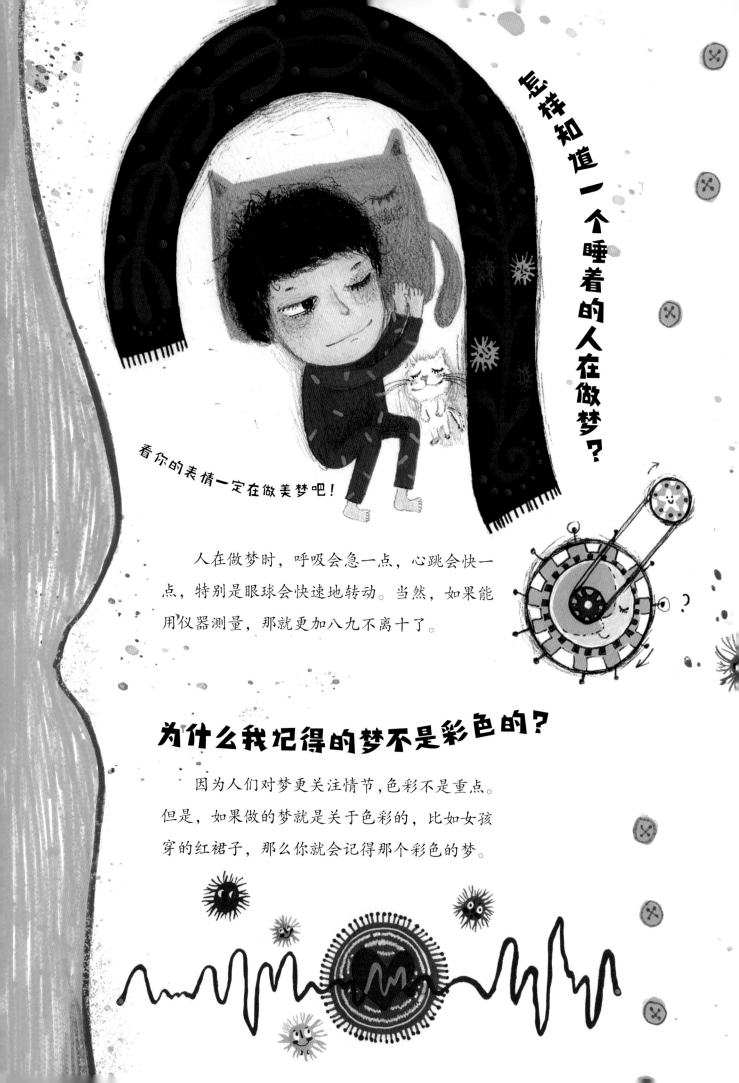

怎样知道一个睡着的人在做梦？

看你的表情一定在做美梦吧！

人在做梦时，呼吸会急一点，心跳会快一点，特别是眼球会快速地转动。当然，如果能用仪器测量，那就更加八九不离十了。

为什么我记得的梦不是彩色的？

因为人们对梦更关注情节，色彩不是重点。但是，如果做的梦就是关于色彩的，比如女孩穿的红裙子，那么你就会记得那个彩色的梦。

什么睡姿容易做噩梦？

睡姿大致可分为仰卧、俯卧和侧卧，其中俯卧，也就是趴着睡觉，容易让人做噩梦。因为俯卧时，身体的大部分重量压在胸口上，会引起呼吸不畅，影响脑部供血，导致噩梦产生。

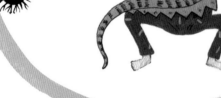

为什么有人睡觉时会磨牙？

引起夜间磨牙的原因很多，比较常见的情况有：白天精神紧张，或者愤怒；白天太累，玩过了头；肠胃功能不好，缺乏维生素D或一些微量元素；肚子里有蛔虫；等等。

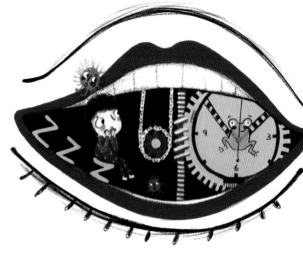

图书在版编目（CIP）数据

夜晚的奇妙世界：为什么人会做梦？ / 袁应萍文；
许玉安图. —上海：少年儿童出版社，2023.1
（十万个为什么. 科学绘本馆. 第一辑）
ISBN 978-7-5589-1552-9

Ⅰ. ①夜… Ⅱ. ①袁… ②许… Ⅲ. ①脑科学—儿童
读物 Ⅳ. ① R338.2-49

中国版本图书馆 CIP 数据核字（2022）第 231912 号

十万个为什么·科学绘本馆（第一辑）

夜晚的奇妙世界——为什么人会做梦？

袁应萍 文

许玉安 图

陈艳萍 整体设计
陈艳萍 装帧

出 版 人 冯 杰
策划编辑 王 慧

责任编辑 王 慧　美术编辑 陈艳萍
责任校对 沈丽蓉　技术编辑 谢立凡

出版发行 上海少年儿童出版社有限公司
地址 上海市闵行区号景路 159 弄 B 座 5-6 层　邮编 201101
印刷 深圳市福圣印刷有限公司
开本 889×1194　1/16　印张 2.25
2023 年 1 月第 1 版　2024 年 5 月第 3 次印刷
ISBN 978-7-5589-1552-9 / N·1247
定价 38.00 元